Manual de
FORMULACIÓN
MAGISTRAL

EDGAR CÁRDENAS LANDEO

Químico Farmacéutico

Primera edición: Octubre de 2015

ISBN-13: 978-1518788710

ISBN-10: 1518788718

Hecho el depósito legal en la Biblioteca Nacional del Perú N° 2015-15196

Editado por: Edgar Cárdenas L.

edcalaqf4@gmail.com

PRESENTACIÓN

A medida que el hombre se tropezaba con las inclemencias de la naturaleza, surgían factores que alteraban su estado fisiológico normal, que se traducía en enfermedad, frente a ello, buscaba respuestas a su alrededor: en la naturaleza, en los espíritus, dioses, (mágico-religioso), etc.

En aquellas épocas, el brujo-curandero o el hechicero-sacerdote era la persona que desempeñaba dos profesiones a la vez: la del *médico y* la del *farmacéutico;* de allí que se afirma que **la farmacia nació junto con la medicina, por lo tanto, es hermana y no hija de la medicina.**

Así fue transcurriendo los tiempos. En la antigua Grecia, surge la figura de Claudio Galeno (131-201 a.C) quién perfeccionó y dio las bases técnicas para la preparación de las principales formas farmacéuticas *(farmacia galénica)*

El símbolo de farmacia, tiene un significado especial para el profesional químico farmacéutico. Este símbolo proviene de la diosa Higieia, donde lo típico es la *taza o copa de Higieia* que aparece en todas las representaciones. La copa es el receptáculo adecuado y condigno del poder curador, contiene drogas potencialmente activas, la serpiente sagrada es la que va infundirle la *dynamis,* la *virtus* que transforma la *posis* (bebida) en *pharmakon* (el medicamento). Y éste es, en esencia, la función del químico farmacéutico que con drogas activas compone y prepara el medicamento.

La labor que el Químico Farmacéutico puede desarrollar en el laboratorio de una oficina de farmacia, en farmacia hospitalaria o en una gran multinacional farmacéutica requiere unos conocimientos y habilidades previas que el alumno debe adquirir durante su formación.

Este *Manual de Farmacia Galénica* recoge los contenidos procedimentales de la *"Formulación Magistral"*, enmarcado en un carácter práctico en la formación académica y profesional de los futuros profesionales, cuyo objetivo principal es saber elaborar productos farmacéuticos y afines reconociendo y aplicando los fundamentos fisicoquímicos de las operaciones farmacéuticas básicas y así reforzar los conocimientos teóricos que adquiere el alumno y que así se vaya familiarizando con las técnicas y procedimientos experimentales, lograr el avance en el transcurrir de su formación profesional y concluir con los conocimientos necesarios para afrontar el campo laborar con la respectiva competitividad.

La Formulación Magistral es una disciplina fundamental en los servicios de farmacia hospitalaria y en muchas oficinas de farmacia, ya que ofrece al paciente un abanico más amplio y personalizado en sus tratamientos. Por ello, la formación de alumnos y profesores en esta materia ha de ser rigurosa.

Este *Manual de Farmacia Galénica* ofrece un compendio de prácticas divididas en 4 bloques; formas líquidas, formas sólidas y formas semisólidas. Cada práctica consta de 6 apartados. Destacar que la ciencia avanza y los protocolos cambian, por lo tanto es fundamental en el trabajo del farmacéutico la actualización de los conocimientos, la reflexión sobre su trabajo y la formación permanente.

El Autor

ÍNDICE

NORMAS DE TRABAJO

UNIVERSIDAD NACIONAL DE SAN CRISTÓBAL DE HUAMANGA
(Segunda universidad Fundada en el Perú)
NORMAS PARA EL USO Y TRABAJO EN EL LABORATORIO

1. Realizar las Prácticas de laboratorio con el debido interés y responsabilidad.

2. Lea cuidadosamente el Manual de Práctica y tenga en cuenta las indicaciones de los profesores sobre el uso del material y equipo de laboratorio, así como el orden, limpieza y seguridad que debe mantenerse.

3. Por cada práctica de laboratorio se presentará un informe debiéndose presentar a la semana siguiente en el horario y grupo respectivo que le corresponda.

4. El inicio de la práctica es a la hora exacta programada. Se tendrá una tolerancia de 5 minutos, luego de ese lapso de tiempo no se podrá ingresar al Laboratorio, por lo tanto se le considerará como una inasistencia y no tendrá derecho a Nota de Informe de Prácticas.

5. Las inasistencias a las Prácticas de Laboratorio NO SON RECUPERABLES EN NINGUNO DE LOS GRUPOS, por lo tanto dichas faltas deberán ser justificadas con un máximo de una (01) semana.

6. Cada alumno será integrante de una Mesa de Trabajo, a la cual pertenecerá a lo largo del Semestre Académico.

7. Por mesa de Trabajo, será nombrado un responsable del material y equipo recibido.

8. Al iniciarse la Práctica, el responsable de cada mesa canjeará su Carné Universitario por el material y reactivos a utilizarse en la práctica.

9. En caso de daño, deterioro o pérdida del material y equipo, el responsable de mesa informará del hecho al profesor, TODO EL GRUPO ES RESPONSABLE DEL DAÑO CAUSADO y deberá repararlo en la brevedad posible, no máximo de una (01) semana después del incidente, con la detención de sus Carné Universitarios. Si no se cumplieran, no tendrán derecho a nota de prácticas.

10. Al final de la Práctica, se procederá a limpiar el material usado, con el fin de entregarlo en las mismas condiciones en las que fueron recibidos.

11. Una vez limpio el material, el responsable de mesa lo devolverá a la persona encargada de laboratorio y procederá a recibir su carné.

12. El Laboratorio deberá quedar completamente limpio, las mesas secas y limpias, debiendo arrojar todos los desechos al tacho de basura.

ESTUDIANTE

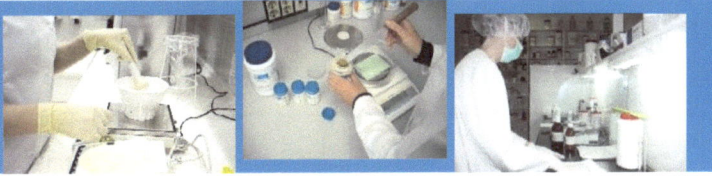

ESTUDIANTE:_____

GRUPO DE PRÁCTICA:_____ HORA DE PRÁCTICA:_____

PRÁCTICAS	CALIFICACIÓN	OBSERVACIONES
Práctica N° 01: El laboratorio farmacéutico de Formulación magistral.		------------------------------------- -------------------------------------
Práctica N° 02: Operaciones farmacéuticas básicas.		------------------------------------- -------------------------------------
Práctica N° 03: Soluciones.		------------------------------------- -------------------------------------
Práctica N° 04: Suspensiones.		------------------------------------- -------------------------------------
Práctica N° 05: Emulsiones.		------------------------------------- -------------------------------------
Práctica N° 06: Jarabes.		------------------------------------- -------------------------------------
Práctica N° 07: Polvos medicinales compuestos.		------------------------------------- -------------------------------------
Práctica N° 08: Polvos medicinales: Dosificación.		------------------------------------- -------------------------------------
Práctica N° 09: Pomadas.		------------------------------------- -------------------------------------
Práctica N° 10: Pastas.		------------------------------------- -------------------------------------

PRÁCTICAS

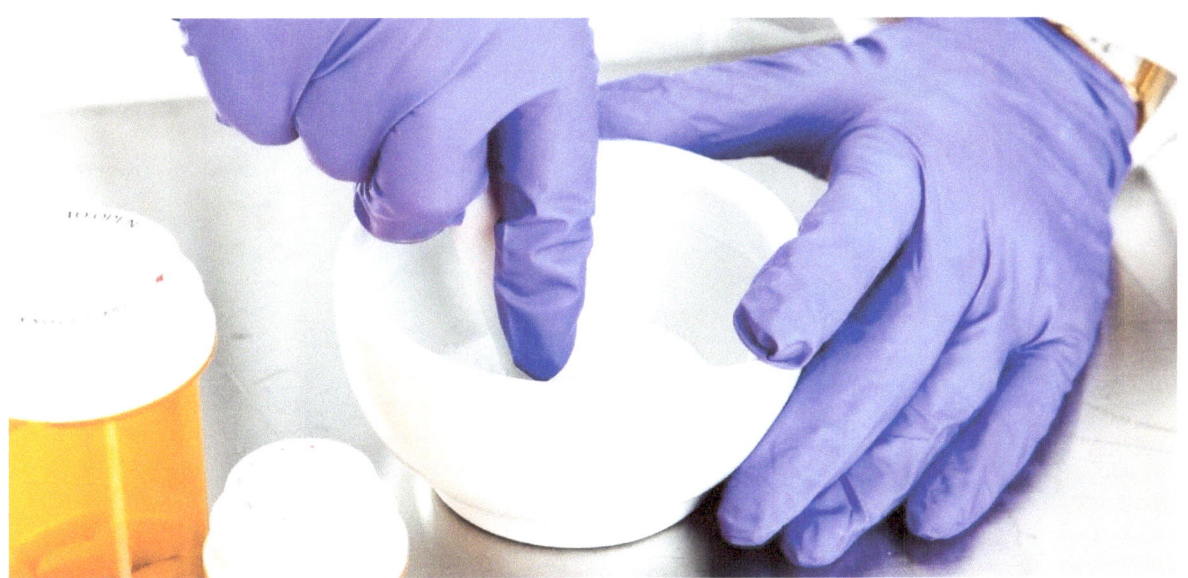

1. GENERALIDADES.

Práctica N° 01.   El laboratorio farmacéutico de Formulación magistral.

I.   OBJETIVOS

1. Conocer y diferenciar el utillaje utilizado en los laboratorios de preparados farmacéuticos.
2. Definir la indumentaria del personal que participe en la elaboración y control de la calidad de preparados farmacéuticos.
3. Aprender a utilizar las técnicas y procedimientos de limpieza y desinfección de los materiales, equipos del laboratorio y área de trabajo.

II.   INTRODUCCIÓN

Utillaje en el laboratorio farmacéutico

Utillaje: conjunto de útiles necesarios para una industria. Encontramos dos tipos: materiales y equipos.

Materiales: son frágiles y una vez rotos no suelen tener reparación. El material debe ser fácilmente lavable, desinfectable, y si fuese necesario esterilizable.

Equipos: conocidos también como aparatos, son normalmente de mayor valor económico y en caso de rotura o avería suelen poder ser reparados.

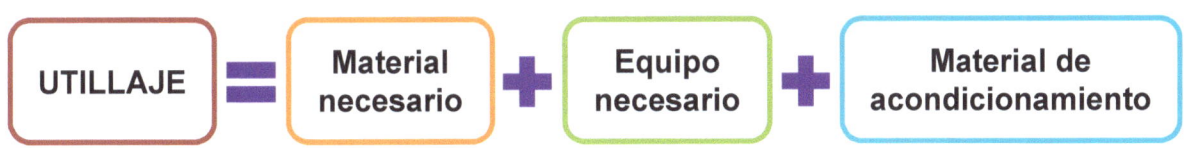

Tipos de materiales, clasificación, manipulación y aplicaciones

En el laboratorio farmacéutico los materiales que se utilizan más frecuentemente, son de vidrio, de plástico o de porcelana.

Los materiales los podemos dividir en dos clases:

- ❖ Materiales volumétricos, que se utilizan fundamentalmente para medir volúmenes. Pipetas, probetas, matraces aforados, buretas, dispensadores y diluidores.
- ❖ Materiales no volumétricos, que se utilizan con otros fines. Tubos de ensayo y de

3

centrifuga, matraces Erlenmeyer y Kitasato, vasos de precipitados, copas graduadas, pipetas pasteur, frascos lavadores, embudos, portaobjetos y cubreobjetos, y morteros.

Por otro lado, tenemos que diferenciar los materiales utilizados en la fabricación de los medicamentos, de aquellos materiales que se utilizan para el envasado de éstos, que es lo que se denomina el material de acondicionamiento. Lo que hace es contener las formulas elaboradas. Tenemos ampollas, potes, frascos, viales, tapones, tubos colapsibles de aluminio y envases utilizados en el reenvasado.

Equipos utilizados

La mayoría de equipos son comunes en la mayoría de laboratorios y otros que difieren según la capacidad de trabajo y sofisticación de éstos. De manera general un laboratorio dispondrá de microscopio óptico, lupas, balanzas, termómetros, destiladores y desionizadores, pHmetros, baños, centrífugas, mecheros y placas calefactoras, agitadores, estufas y hornos, autoclaves, y neveras y congeladores.

Además de estos equipos, vamos a encontrar equipos más específicos según aumenten las necesidades del laboratorio: cámara de flujo laminar, máquina de comprimir, capsulador, cerrador de viales, sellador de ampollas, densímetro y alcohómetro.

Técnicas y procedimientos de limpieza y desinfección del material y equipos

Cada uno de los aspectos relacionados con la fabricación, almacenamiento, distribución y dispensación de medicamentos, debe ir acompañado de adecuados procedimientos de limpieza, con el fin de eliminar todo aquello que pueda suponer la contaminación del producto, que en este caso es el medicamento.

Cada servicio de farmacia, debe poseer un Protocolo Normalizado de Trabajo (PNT) [conocido también como Procedimiento Operativo Estándar (POE)] donde se definan las normas básicas de limpieza y desinfección de la zona o local de preparación y del material.

La responsabilidad sobre la limpieza del material y los equipos recae sobre todo el personal, tanto del que se encargue de la limpieza del laboratorio, como del personal que se encargue de la elaboración de los productos.

La limpieza se puede realizar de manera manual o por medio de equipos automatizados de tipo lavavajillas. Antes de iniciar cualquier formulación deben revisarse detenidamente el material a utilizar comprobando su adecuada limpieza.

Se recomienda la elaboración de un plan de limpieza, que proporcione las pautas para una limpieza regular diaria, mensual, anual y aquellas no periódicas. Cada servicio debe adaptar su plan, ya que según el volumen de trabajo y el espacio de que dispongan, las necesidades de limpieza y desinfección serán distintas.

Debe quedar reflejada toda actividad de limpieza, en un documento de registro de limpieza, que debe ser firmado y fechado por el responsable que lleva a cabo dicho procedimiento.

Instrucciones Generales:

1. Si procede, desconectar de la red eléctrica el equipo.
2. Retirar todos los restos de producto con ayuda de papel que no libere fibras.
3. Proceder a lavar el con agua jabonosa. En caso de tamices no utilizar cepillos que puedan modificar la luz de malla.
4. Aclarar con abundante agua. El último aclarado se realizará con agua desionizada o destilada.
5. Pasar, si procede, etanol de limpieza al utillaje empleado.
6. Dejar secar.

En caso de Balanza.

❖ Retirar de la balanza todos los restos de producto con ayuda de un pincel o de un papel que no libere fibras.
❖ Pasar por el plato de pesada un papel que no libere fibras humedecido en etanol.

Utensilios de pesada.

❖ Lavar todos los utensilios de pesada con agua y detergente apropiado, aclarando con abundante agua.
❖ En caso de utilizar un sistema automático de lavado, el farmacéutico responsable deberá desarrollar un procedimiento basándose en las indicaciones del fabricante.

Indumentaria (equipo general)

❖ Bata blanca (guardapolvo) de manga larga con puños ajustables.
❖ Pantalón blanco, si procede.
❖ Calzado destinado a su uso exclusivo en la zona de elaboración o bien cubrezapatos descartables ajustables.
❖ Gorro (descartable).
❖ Cubrebarbas, si procede.
❖ Mascarilla protectora, gafas, y guantes si procede.

Instrucciones generales

❖ El acceso a la zona de elaboración, acondicionamiento, laboratorio etc., deberá realizarse con la correcta indumentaria.
❖ Se emplearán guantes y cubrebarbas (si procede) cuando se realice cualquier operación que suponga entrar en contacto directo con el producto (principios activos y/o excipientes). Éstos se sustituirán cada vez que se cambie de actividad o en caso de deterioro de los mismos.

❖ Emplear mascarilla y gafas, siempre que existan operaciones pulverulentas.
❖ La limpieza y sustitución de la indumentaria se realizará con regularidad (el farmacéutico deberá especificar exactamente la regularidad).

Higiene del personal

Las normas mínimas que el personal debe cumplir son:

❖ Antes de entrar en la zona de elaboración el personal deberá cambiarse de ropa según el procedimiento general de indumentaria anteriormente citado. Debe guardar sus efectos personales y su ropa de calle en los armarios destinados para ello.
❖ En la superficie de trabajo nunca debe haber alimentos, tabaco o medicamentos distintos a los que se están elaborando.
❖ Está prohibido comer, fumar y mascar chicle en la zona de elaboración, así como realizar prácticas antihigiénicas o susceptibles de contaminar la zona.
❖ Después de cambiar de trabajo o de ir al servicio el personal deberá lavarse meticulosamente las manos.
❖ La indumentaria será la descrita en el procedimiento general de indumentaria anteriormente citado.
❖ La limpieza y sustitución de la indumentaria se realizará regularmente (el farmacéutico deberá especificar en este apartado la periodicidad del cambio) y siempre que sea necesario.
❖ El personal que sufra cualquier enfermedad o lesión en la piel debe comunicárselo al farmacéutico responsable.
❖ El farmacéutico responsable decidirá, en función de la enfermedad o de la lesión, la medida a tomar (uso de guantes, separación temporal de trabajo, u otras).
❖ Se recomienda situar carteles de precaución y prohibición, en la zona de elaboración de la oficina de farmacia o servicio farmacéutico, sobre las normas de higiene.

III. ACTIVIDADES

a) Llevar a cabo el proceso de limpieza de toda la superficie de trabajo y luego sanitizar con hipoclorito de sodio al 0.5%.
b) Mediante gráfico y/o fotografía señalar la indumentaria del personal y las funciones que cumplen cada parte de la indumentaria.
c) Realizar un listado de todo el utillaje con que cuenta el laboratorio, considerando la clasificación de las mismas, igualmente considerar los tipos e indicar el uso dentro del laboratorio de preparados farmacéuticos (usar términos técnicos.)

IV. EXPRESIÓN DE RESULTADOS

V.   CONCLUSIONES

VI.   CUESTIONARIO

1. Realizar un cuadro comparativo, considerando término, definición y ejemplo sobre: Limpieza, Asepsia, Agente Antimicrobiano, Esterilización, Desinfección, Desinfectante, Antiséptico, Germicida, Bactericida, Bacteriostático, Fungicida, Fungistático, Virucida, Solución de limpieza y Jabones y detergentes.
2. Señalar las diferencias y ventajas en el uso de vasos cónicos graduados, probetas graduadas, beakers y matraces.
3. Diferencias entre los morteros Wedgwood, de porcelana y de vidrio.

VII.   REFERENCIA BIBLIOGRÁFICA (Estilo Vancouver)

Práctica N° 02.   Operaciones farmacéuticas básicas.

I.   OBJETIVO

1. Conocer las operaciones farmacéuticas básicas utilizadas con mayor frecuencia en el laboratorio de preparados farmacéuticos.

II.   INTRODUCCIÓN

PESADA

Dentro de la práctica de la profesión del Químico Farmacéutico, se encuentra la elaboración de medicamentos a nivel industrial, como también la de preparar formas farmacéuticas a nivel de la farmacia magistral o elaborar medicamentos a pequeña escala como un preparado galénico.

Dentro de este contexto, hablamos de pesos. De allí, que pesar o medir una sustancia medicamentosa es comparar su masa con la de un cuerpo que sirve como unidad. El peso lo determinamos por comparación por medio de la balanza.

La balanza es un instrumento que sirve para determinar el peso relativo de los cuerpos. Su construcción implica la más absoluta precisión. Durante su uso se debe guardar el mayor cuidado y proteger de todo daño para obtener pesos exactos.

Dentro de las balanzas, se deben tener en cuenta: La **sensibilidad**, que se refiere a la menor cantidad que puede pesarse en una balanza y que a la vez representa el margen de error de la balanza (Ejemplo: la sensibilidad de 1 g, 1 mg, 0,01 mg, 1 *u*g, etc.). Al hablar de **Capacidad** nos referimos a la mayor cantidad que puede ser pesada en una balanza. Ambos datos anteriormente mencionados, vienen especificados en cada balanza, y si no fuera así, determinaremos por la menor pesa existente o menor división de la escala y por la suma total de pesas respectivamente.

Un aspecto importante que deben poseer las balanzas, es su **Fidelidad**, que se refiere a la capacidad que tiene la balanza de reproducir el peso de un mismo cuerpo.

Material y equipo.

- ❖ Balanza de precisión, como mínimo de 1 mg.
- ❖ Vidrio de reloj.
- ❖ Cápsulas para pesada.
- ❖ Papel que no libere fibras
- ❖ Pincel

Entorno y requisitos previos

- ❖ Evitar fluctuaciones bruscas de temperatura
- ❖ Evitar la exposición directa al sol.
- ❖ Evitar las corrientes de aire.

❖ Situar la balanza en una base fija y firme, donde no interfieran vibraciones.

❖ Comprobar la nivelación de la balanza; si tiene burbuja de aire, ésta debe estar en el centro del círculo del nivel. Si no lo está, se centrará girando las patas de ajuste.

❖ Limpieza: antes y después de pesar.

❖ Utilizar siempre: papel o recipiente previamente tarado.

❖ Una vez terminada la pesada volver la balanza a su punto normal.

❖ Proteger del polvo, sustancias y vapores corrosivos.

Funcionamiento de la balanza

❖ Conectar la balanza a la red y dejar 30 minutos de calentamiento previo.

❖ Encender la balanza y consultar el manual de instrucciones ya que dependiendo del modelo, la balanza puede incluir autochequeo electrónico que termina con la indicación cero.

❖ Dependiendo de la balanza y modelo se realiza un ajuste interno o externo, siguiendo las instrucciones del fabricante. La periodicidad de los ajustes las establecerá el técnico responsable.

Desarrollo de la operación de pesada

1. Localizar en el almacén todas las materias primas de acuerdo con la hoja de elaboración. Comprobar la vigencia de las mismas.
2. Trasladar las materias primas a la zona de pesadas y situarlas todas al mismo lado de la balanza.
3. Verificar la correcta limpieza de la balanza.
4. Realizar la puesta a cero de la balanza
5. Anotar en la hoja de elaboración el lote o número de control del producto a pesar.
6. Colocar en el plato de la balanza el recipiente de pesada adecuado que permita identificar la materia prima y garantizar la integridad de la pesada. Tarar.
7. Abrir el envase correspondiente de la materia prima a pesar.
8. Pesar la cantidad de materia prima indicada en la guía de elaboración, y anotar en la misma la cantidad pesada.
9. Cerrar el envase del producto (en la zona de pesadas no debe haber más de un envase abierto) y situarlo al otro lado de la balanza (de esta forma se diferencian las materias primas pendientes de pesar de las ya pesadas).
10. La materia prima pesada debe estar siempre identificada.
11. Anotar en la guía de elaboración, fecha y firma de la persona que ha realizado la pesada.

En caso de vertidos accidentales de productos, limpiar inmediatamente el plato de pesada y/o las diferentes partes de la balanza según el apartado referido a la limpieza del presente procedimiento.

Una vez pesadas todas las materias primas (correctamente identificadas) y cumplimentada la guía de elaboración, trasladarlas a la zona de elaboración correspondiente.

Los envases originales de las materias primas se trasladarán al almacén, y se colocarán en su ubicación correspondiente. Finalizada la operación de pesada proceder a la limpieza de la balanza y utensilios de pesada según el apartado referido a la limpieza del presente procedimiento.

Formas de pesada

a) Sólidos:
- ❖ Pulverizados: utilizar papel glassine (papel resistente a grasas), bond, craff.
- ❖ Cristalinos: utilizar papel glassine, encerado o celofán.
- ❖ Higroscópicos: utilizar papel glassine, encerado, celofán, luna de reloj o un envase (beaker) si está destinado a preparar solución
- ❖ Colorantes: utilizar papel glassine o celofán.

b) Líquidos:
- ❖ Utilizar siempre envase limpio.
- ❖ Utilizar de preferencia pipeta, tanto para adicionar como para enrasar.
- ❖ Precauciones: líquidos corrosivos y volátiles.

c) Semisólidos:
- ❖ Utilizar papel parafinado, glassine o celofán.
- ❖ Se puede pesar directamente en un recipiente: cápsula de porcelana, mortero o beaker.

d) Casos especiales:
- ❖ Sales de mercurio: no utilizar utensilios metálicos.
- ❖ Líquidos corrosivos: utilizar pipeta con pera de goma. Medir en probeta teniendo en cuenta la densidad.

MEZCLADO

Se entiende como **Mezclado** conocido también como **Homogeneización de componentes** la operación galénica cuyo objetivo es conseguir que cualquier muestra de una mezcla de materiales tenga idéntica composición que otra muestra y que el total de la mezcla. Dicho de otra manera una mezcla presenta las mismas propiedades en todos sus puntos

La Real Academia Española define la palabra homogeneizar como "hacer homogéneo, ósea de composición y estructura uniformes, por medios físicos o químicos, un compuesto o mezcla de elementos diversos".

Las mezclas se pueden clasificar en mezclas positivas, mezclas negativas y mezclas neutras. El tipo de mezcla puede variar durante el proceso. Existen ciertos parámetros que influyen en la mezcla de los productos, que pueden hacer variar el tipo de mezcla.

Material y equipo

- ❖ Mortero o mezclador de cuerpo móvil.
- ❖ Espátula de acero inoxidable.
- ❖ Papel que no libere fibras.

Entorno y requisitos previos.

Humedad relativa: 60%,

Temperatura: 25 ± 5ºC

Excepto los casos en que las especificaciones de la formulación requieran otras condiciones.

Debido al alto riesgo de contaminación cruzada en esta operación, deberán tomarse las medidas técnicas u organizativas adecuadas para evitar dicha contaminación.

Desarrollo de la operación de mezclado

1. Pesar por separado (según procedimiento de pesado) los distintos componentes de la mezcla.
2. Comprobar la ausencia de agregados. En su caso, desagregar según procedimiento de desagregación.
3. Comprobar que el peso del producto desagregado sea el inicial.
4. Comprobar la limpieza del mezclador (mortero o mezclador de cuerpo móvil).
5. Verificar, en su caso, que el mezclador de cuerpo móvil esté conectado a la red eléctrica.
6. Proceder a cargar el mezclador con los productos. En función de la concentración de principio activo, el proceso de mezclado se desarrollará como se detalla a continuación:

A) Mezcla por diluciones. Baja concentración de principio activo:

a. En primer lugar, introducir en el mezclador un tercio del excipiente mayoritario; a continuación, añadir el principio activo en su totalidad. Si para comprobar la homogeneidad de la mezcla se necesita un "marcador", se añadirá un colorante autorizado. Proceder a su mezclado durante el tiempo y condiciones que se especifiquen en la formulación correspondiente.

b. Adicionar a la premezcla obtenida, un segundo tercio del excipiente mayoritario y proceder a su mezclado durante el tiempo y condiciones que se especifiquen en la formulación correspondiente o hasta que la mezcla sea homogénea.

c. Añadir a la premezcla obtenida en el punto 2 el último tercio del excipiente mayoritario y proceder a su mezclado durante el tiempo y condiciones que se especifiquen en la formulación correspondiente o hasta que la mezcla sea homogénea.

d. Adicionar a la premezcla obtenida en el punto 3 el resto de componentes de la formulación (excepto los lubricantes, en el caso de cápsulas o comprimidos) y proceder a su mezclado durante el tiempo y condiciones que se especifiquen en la formulación correspondiente o hasta que la mezcla sea homogénea.

e. Mezclar en último lugar, el o los lubricantes, si procede; añadir a la premezcla obtenida en el punto 4 y proceder a su mezclado durante el tiempo y condiciones que se especifiquen en la formulación correspondiente o hasta que la mezcla sea homogénea.

B) Mezcla directa:

a. Introducir en el mezclador (mortero o mezclador de cuerpo móvil) todos los excipientes, excepto los lubricantes. Adicionar, a continuación, el principio activo. Proceder a su mezclado durante el tiempo y condiciones que se especifiquen en la formulación correspondiente o hasta que la mezcla sea homogénea.

b. Añadir a la premezcla obtenida en el punto1 el o los lubricantes, si procede, y mezclar durante el tiempo y condiciones que se especifiquen en la formulación correspondiente.

7. Proseguir con la formulación correspondiente.

8. Proceder a la limpieza del mezclador de acuerdo con el apartado relacionado a la limpieza de este procedimiento.

DESAGREGACIÓN Y TAMIZADO

La **Desagregación** es una operación básica galénica que tiene por objeto deshacer los aglomerados que se producen por fuerzas de atracción de tipo secundario o mecánico (adhesión, atracción electrostática, rozamiento) en los productos pulverulentos.

La **Tamización** es la operación básica mediante la cual se consigue la separación de una mezcla granular o pulverulenta en distintas fracciones granulométricas en función de su tamaño, mediante la utilización de un tamiz. Podemos tamizar un producto repetidas veces para obtener distintas fracciones, de distintos tamaños de dicho producto.

Material y equipo

- ❖ Tamices de acero inoxidable de luz de malla adecuada.
- ❖ Tamizadora oscilante o equivalente, si procede.
- ❖ Bandeja de acero inoxidable.
- ❖ Papel que no libere fibras.
- ❖ Espátula de acero inoxidable.

Desarrollo de la operación de desagregación

Procedimiento manual.

1. Elegir el tamiz de luz de malla adecuada para el producto a desagregar, según se especifique en la formulación correspondiente.

2. Comprobar la correcta limpieza del tamiz.
3. Colocar el tamiz sobre un papel que no libere fibras o sobre una bandeja de acero inoxidable limpia y seca.
4. Colocar sobre el tamiz, en su parte central, una parte del producto. Proceder (según sea el caso) a la:
   a. **desagregación** con una espátula de acero inoxidable y presionar ligeramente sobre el tamiz.
   b. **tamización**, mediante movimientos adecuados con el fin de conseguir que el producto pase por la malla.
5. Evitar, en lo posible, que el producto se quede retenido en los márgenes del tamiz
6. Proceder de igual modo que en los puntos 4 y 5, del presente apartado, hasta tener la totalidad del producto desagregado o tamizado.
7. Retirar el tamiz de la bandeja o del papel. Evitar que restos del producto sin desagregar o tamizar se mezclen con el producto desagregado o tamizado.

EVAPORACIÓN

La evaporación es una operación básica farmacéutica que pretende eliminar un disolvente de una disolución por medio de un cambio de estado de éste, de líquido a vapor, con el fin de aumentar la concentración de solutos en dicha disolución.

La evaporación es un fenómeno natural, que si no es forzado por un aumento de temperatura, ocurre de manera muy lenta. En el laboratorio se fuerza mediante un aporte de calor, que aumenta la temperatura del disolvente hasta alcanzar su punto de ebullición.

DIVISIÓN DE SÓLIDOS (pulverización)

La división de sólidos es una operación básica farmacéutica que permite la reducción de tamaño de un sólido granular o pulverulento por medio de métodos mecánicos. Al comienzo de la división tendremos partículas grandes generalmente de distintos tamaños, que van a ir viendo reducido su tamaño. Lo ideal es que al final del proceso obtengamos partículas de tamaño homogéneo.

Los materiales sólidos, frente a la acción de una fuerza mecánica, se comportan de diferente manera según su naturaleza. Por eso es importante conocer con qué tipo de material vamos a trabajar. Se clasifican en materiales frágiles, friables, blandos y duros.

Los mecanismos básicos de división de sólidos son compresión, impacto, fricción o rozamiento, cizalla o corte. Se utilizan morteros (a pequeña escala) y molinos de hélice, cuchilla, bolas, martillo (a nivel industrial o piloto).

Igualmente, se realiza un control de calidad a producto de la división de sólidos, mediante los tamices, la que nos permite realizar un análisis granulométrico, elección del tamaño de partículas (uniformizar) y realizar el desagregado.

TÉCNICAS DE DESECACIÓN

La desecación es una operación básica mediante la cual se consigue la separación parcial o total de un líquido contenido en un sólido, a una temperatura inferior a la temperatura de ebullición. Esta operación pretende eliminar la humedad que lleva un sólido para alcanzar su grado mínimo de humedad. Este grado mínimo de humedad se consigue cuando se alcanza un porcentaje de humedad que ya no se puede eliminar. Se utiliza habitualmente para esta operación un fluido calefactor que favorece la desecación como es el aire caliente

La principal diferencia con respecto a la evaporación, es que aquí la temperatura utilizada es menor a la temperatura de ebullición. Además el producto sólido obtenido por desecación tendrá menor porcentaje de agua, que el obtenido por evaporación.

FILTRACIÓN

La filtración es una de las técnicas de separación de fases de las más antiguas. Es una operación básica en tecnología farmacéutica que permite por medio de un método físico-mecánico la separación de un sólido que se encuentra disperso en un fluido, por medio de una membrana porosa o un lecho filtrante poroso.

Es un sistema de clarificación que permite la eliminación de partículas que se encuentran dispersas en un fluido. Dentro de los sistemas de clarificación, la separación de partículas también se puede hacer por centrifugación. Esta membrana se llama filtro o membrana de filtración y será la barrera de separación.

Pueden coexistir varios mecanismos a la vez o solamente uno. Dependiendo de los mecanismos implicados hablamos de dos tipos de filtración, en superficie o en profundidad.

En función de la fuerza conductora que interviene en el proceso, tenemos cuatro tipos de filtros: gravedad, vacío, sobrepresión y fuerza centrífuga.

SEDIMENTACIÓN

Operación básica que nos permite separar partículas en función de su tamaño gracias al efecto de la gravedad o bien por acción de una fuerza centrífuga aplicada.

III.   ACTIVIDADES

Realizar las mezclas respectivas según el detalle del siguiente cuadro:

Ingrediente	Mezcla A	Mezcla B	Mezcla C	Mezcla B
	Mezcla directa		Mezcla por dilución	
Principio activo (usar harina)	18 g	18 g	5 g	5 g
Excipiente 1 (usar azúcar rubia)	20 g	20 g	20 g	20 g
Excipiente 2 (usar Chuno Inglés)	21 g	21 g	22 g	22 g
Excipiente 3 Colorante rojo	-	1 g	-	1 g

Para la realización de las mezclas, tener en cuenta todas las operaciones farmacéuticas empleadas.

Señalar las diferencias encontradas entre la mezcla directa y la mezcla por dilución.

IV. EXPRESIÓN DE RESULTADOS

V. CONCLUSIONES

VI. CUESTIONARIO

1. ¿Cuál es el objeto de la pesada?

2. ¿Por qué el peso absoluto no tiene aplicación práctica pero si el peso relativo?

3. ¿Qué peso empleamos como unidad de comparación y por qué a 4°C?

4. ¿Qué es conminución, levigación, trituración y pulverización por intervención?

VII. REFERENCIA BIBLIOGRÁFICA (Estilo Vancouver)

2. FORMAS FARMACÉUTICAS LÍQUIDAS.

Práctica N° 03.   Soluciones.

I.   OBJETIVOS

1. Conocer los procedimientos y precauciones para la elaboración de soluciones.
2. Conocer los procedimientos para hacer una dilución hidroalcohólica.

II.   INTRODUCCIÓN

Las formas farmacéuticas líquidas son sistemas dispersos que involucran la presencia de un vehículo como solvente y el fármaco como soluto.

Clasificación

<u>Por el tamaño de partículas:</u> Se toma en cuenta el tamaño de partícula y la visibilidad que presenta al ojo humano a simple vista o con ayuda del microscopio. Tenemos:

- ❖ Suspensiones o dispersiones groseras
- ❖ Soluciones coloidales o dispersiones coloidales
- ❖ Soluciones verdaderas o dispersiones moleculares

<u>Por la concentración:</u> Se toma en cuenta las concentraciones finales de las soluciones, los parámetros considerados para su preparación.

- ❖ **Empíricas:** Para este tipo de soluciones no se considera el peso molecular o peso equivalente de las moléculas. Estas soluciones pueden ser conocidos como diluidos, concentrados, saturados y sobresaturados.

  A su vez, estas mismas soluciones pueden ser conocidos como soluciones centesimales, donde su concentración se expresa en: peso en peso (p/p), peso en volumen (p/v) y volumen en volumen (v/v).

- ❖ **Soluciones valoradas o soluciones estándar:** En su preparación se considera el peso molecular o peso equivalente del soluto en relación al volumen o gramos del solvente. Pueden ser: Normales (#-eq/litro), Molares (mol/litro). Mólales (moles/kg solvente). Formales (peso formula gramo/litro)

* Por la vía de administración

- ❖ <u>Administración por vía oral:</u> jarabes, geles, magmas, suspensiones, mucílagos, infusiones, elixires, espíritus, tinturas
- ❖ <u>Administración externa:</u> Duchas, gargarismo, enemas, soluciones oftálmicas, nasales, lociones.
- ❖ <u>Administración por vía parenteral:</u> Inyectables en general.

Las soluciones tienen ventajas como desventajas que ya conocemos.

Para su preparación usamos diferentes vehículos, siendo el agua el más importante. También usamos los monoalcoholes como el etanol y el isopropanol; y los polialcoholes como el glicerol, sorbitol, propilenglicol y otros.

Métodos de preparación

> Principales.

- Simple disolución o solución total.
- Extracción parcial: Maceración y Percolación.

> Complementarios: Involucra todas las operaciones que nos permita obtener un producto final con todas las características exigidas. Estas operaciones pueden ser la sedimentación, decantación, colación, filtración, clarificación, decoloración.

ALCOHOLES

Etanol: alcohol etílico, es el más utilizado en cuanto a su aplicación farmacéutica. Los más utilizados en formulación magistral son el absoluto o anhidro y el alcohol oficial o de 95°.

Etanol absoluto, es el alcohol anhidro o alcohol deshidratado, posee una riqueza mínima entre el 99,5 - 99,8%. Es muy higroscópico por lo que requiere especial atención en su manipulación y almacenamiento. Se emplea en determinadas formulaciones en las que las características de sus componentes exigen la ausencia de agua.

Alcohol oficial se denomina al etanol utilizado en la práctica farmacéutica. Se le califica como alcohol de 95° o alcohol de 96°, grado que tiene al salir de fabricación y que pasa a 95° al ser manipulado.

El alcohol desnaturalizado es una solución hidroalcohólica a la que se adicionan diversas sustancias que le aportan olor, color y/o sabor, haciéndolo "no apto" para consumo humano ni para la elaboración de fórmulas magistrales.

Mezclas hidroalcohólicas

El alcohol oficial se emplea en formulación magistral como tal o como mezclas de menor concentración.

Cuando se prepara una mezcla hidroalcohólica y se mezcla el alcohol con el agua se produce un fenómeno de contracción y el volumen final no se corresponde a la suma de los volúmenes de agua y alcohol por lo que debemos recurrir al uso de tablas para el cálculo de las diferentes diluciones de alcohol que necesitamos preparar.

Existen tablas para la dilución de alcoholes en volumen (tabla I) y tablas para la dilución de alcoholes en peso (tabla II).

En la tabla I en la primera columna figura el grado alcohólico que se desea y en el resto de columnas el número de mililitros de agua que hay que añadir a 100 mililitros del alcohol que se dispone. En la tabla II, de dilución de alcoholes en peso, en la primera columna figura el grado de alcohol empleado y en las columnas dobles siguientes los gramos de alcohol y los de agua que deben mezclarse para obtener 1000 g del alcohol que se desea.

TABLA I. DILUCIÓN DE ALCOHOLES EN VOLUMEN

Concentración deseada	Concentración que se dispone							
	100°	99°	98°	97°	96°	95°	94°	93
95	6,5	5,1	3,8	2,5	1,3	-	-	-
90	13,3	11,8	10,4	9,0	7,7	6,4	5,1	3,8
85	20,5	19,1	17,6	16,2	14,7	13,3	12,0	10,6
80	28,6	27,0	25,5	24,0	22,5	21,0	19,5	18,0
75	37,6	35,9	34,3	32,7	31,1	29,5	28,0	26,4
70	47,8	46,0	44,3	42,5	40,8	39,2	37,5	35,9
65	59,4	57,5	55,6	53,8	52,0	50,2	48,5	46,7
60	72,8	70,8	68,8	66,8	64,9	63,0	61,1	59,2
55	88,6	86,4	84,3	82,2	80,1	78,0	75,9	73,9
50	107,	105,	102,7	100,4	98,2	95,9	93,6	91,4
45	130,	127,	125,1	122,6	120,1	117,	115,	112,6
40	158,	155,	152,8	150,0	147,2	144,	141,	138,9
35	194,	191,	188,2	185,0	181/	178,	175,	172,5
30	242,	238,	235,0	231,3	227,7	224,	220,	216,9
25	308,	304,	300,2	295,9	291,6	287,	283,	278,8
20	408,	403,	397,8	392,5	387,2	381,	376,	371,4
15	574,	567,	560,5	553,6	546,6	539,	532,	525,8
10	907,	896,	886,4	876,1	865,2	855,	845,	835,1

TABLA **II.** DILUCIÓN DE ALCOHOLES EN PESO

Grado de alcohol empleado	Grado que se desea												
	95°		90°		85°		80°		75°		70°		65°	
	gramos		gramos		gramos		gramos		gramos		gramos		gramos	
	alcohol	agua	alcohol	agua	alcohol	agua	alcohol	agua	alcohol	agua	alcohol	agua	alcohol	agua
100	925	75	858	142	795	205	736	264	679	321	625	375	572	428
99	940	60	872	128	808	192	748	252	690	310	635	365	582	418
98	955	45	885	115	821	179	760	240	701	299	645	355	591	409
97	970	30	899	101	834	166	772	228	713	287	656	344	600	400
96	985	15	913	87	847	153	784	216	724	276	666	334	610	390
95	-	-	927	73	860	140	796	204	735	265	676	324	619	381
94	-	-	942	58	873	127	808	192	746	254	686	314	629	371
93	-	-	956	44	886	114	820	180	757	243	697	303	638	362
92	-	-	970	30	900	100	833	167	769	231	707	293	648	352
91	-	-	985	15	913	87	845	155	780	220	718	282	658	342
90	-	-	-	-	927	73	858	142	792	208	729	271	668	332
89	-	-	-	-	941	59	871	129	804	196	740	260	678	322
88	-	-	-	-	956	44	884	116	817	183	751	249	688	312
87	-	-	-	-	970	30	898	102	829	171	763	237	699	301
86	-	-	-	-	985	15	912	88	842	158	774	226	709	291
85	-	-	-	-	-	-	926	74	854	146	786	214	720	280
84	-	-	-	-	-	-	940	60	868	132	798	202	731	269
83	-	-	-	-	-	-	955	45	881	119	811	189	743	257
82	-	-	-	-	-	-	969	31	895	105	823	177	754	246
81	-	-	-	-	-	-	985	15	909	91	836	164	766	234
80	-	-	-	-	-	-	-	-	923	77	849	151	778	222
75	-	-	-	-	-	-	-	-	-	-	920	80	843	157
70	-	-	-	-	-	-	-	-	-	-	-	-	916	84

III.   ACTIVIDADES

Realizar los cálculos respectivos y preparar las siguientes fórmulas:

1.- Tintura de yodo

Preparar 4 frascos de 30 mL, considerando 1,5% de sobredosificación y 3% de pérdida, de acuerdo a la siguiente fórmula:

Componentes	Cantidad
Yodo	2 g
Yoduro de potasio	2.4 g
Alcohol 96º	65 ml
Agua purificada c.s.p.	100 ml

Modus operandi:

a. Disolver el yoduro de potasio en el agua purificada.
b. A la solución anterior añadir el yodo agitando hasta su total disolución.
c. Agregar el alcohol de 96°.
d. Completar al volumen total con agua purificada.

2.- Alcohol alcanforado

Preparar 4 frascos de 60 mL, considerando 1,5% de sobredosificación y 3% de pérdida, de acuerdo a la siguiente fórmula:

Componentes	Cantidad
Alcanfor	100 g
Alcohol 96º c.s.p.	1000 ml

Modus operandi:

a. Disolver el alcanfor una parte del alcohol
b. Completar a volumen con el resto del alcohol.
c. Homogeneizar y si es necesario filtrar.
d. El resultado es una solución transparente e incolora.

3.- Alcohol yodado

Preparar 4 frascos de 60 mL, considerando 1,5% de sobredosificación y 3% de pérdida, de acuerdo a la siguiente fórmula:

Componentes	Cantidad
Yodo	0.250 g
Yoduro de potasio	0.300 g
Alcohol 70º c.s.p.	100 ml

Modus operandi:

a. Disolver el yoduro de potasio en el alcohol de 70°.
b. A la solución anterior añadir el yodo agitando hasta su total disolución.
c. Completar a volumen con el resto del alcohol.

4.- Alcohol medicinal (70°)

Preparar 4 frascos de 60 mL, considerando la sobredosificación (calcular la sobredosificación) y 3% de pérdida, de acuerdo a la tabla I.

Modus operandi:

a. En un vaso de precipitado mezclar el alcohol etílico de 96° con el agua y agitar.
b. Dejar en reposo hasta completa eliminación de las burbujas de aire.
c. El resultado es una solución transparente e incolora.

Etiquetar todos los preparados según corresponda, como medicamento oficinal o magistral.

IV.   EXPRESIÓN DE RESULTADOS

V.   CONCLUSIONES

VI.   CUESTIONARIO

1. ¿Cuáles son las indicaciones (usos) de los medicamentos elaborados?
2. ¿Cómo prepararía alcohol de 77° utilizando la tabla N° 1, a partir de alcohol de 96°, 95° y 80°?
3. Según la tabla No 2, ¿cómo prepararía alcohol de 90° y 80° a partir de 95° y 93°?

VII.   REFERENCIA BIBLIOGRÁFICA

Práctica N° 04.   Suspensiones.

I.   OBJETIVO

1. Conocer los procedimientos y precauciones para la elaboración de suspensiones.

II.   INTRODUCCIÓN

La suspensión es un sistema disperso heterogéneo formado por partículas de un sólido en el seno de un líquido, siendo el sólido prácticamente insoluble en el líquido.

Características de las suspensiones:

- ❖ Aspecto macroscópico: líquido turbio
- ❖ Las partículas de sólidos insolubles deben ser muy pequeñas
- ❖ El reposo produce sedimentación del sólido

Composición de las suspensiones:

Fase líquida ➔ Orales: agua. Tópico, oftálmico: sustancias oleosas.

Fase sólida ➔ P.A. insoluble en el líquido.

Sustancias coadyuvantes ➔ Tenemos:

- ❖ Para aumentar la densidad del líquido: Sorbitol al 70% (1.285), glicerina (1.25), jarabe simple (1.313).
- ❖ Para aumentar la viscosidad del líquido: Metilcelulosa, Carboximetilcelulosa sódica, Acacia, Tragacanto, Carbómero, Dióxido de silicio coloidal, Bentonita.
- ❖ Para la técnica de floculación: Bentonita, Goma Xantana, Magma de Bentonita, y otros.
- ❖ Agentes humectantes para sólidos hidrófobos, (dispersión uniforme): Glicerina, Alcohol, Polietilenglicol y otros.

Procedimiento general de elaboración:

1. *Pesar:* Componentes de la fórmula.
2. *Calentar:* Si procede, el agua.
3. *Añadir:* Lentamente y bajo agitación, si procede, los conservantes.
4. *Atemperar:* Hasta 25-30°C, añadir lentamente bajo agitación el agente humectante y el p.a.
5. *Añadir:* El agente floculante, los viscosizantes y el resto de los componentes, si procede.

Ensayos:

Fórmulas Magistrales ➔ Evaluación de caracteres organolépticos.

Preparados Oficiales ➔ Evaluación de caracteres organolépticos. Verificación del peso o volumen

Errores frecuentes en su elaboración:

- ❖ Deficiente homogeneización de los componentes líquidos solubles.
- ❖ Uso de líquidos excesivamente densos en la elaboración.
- ❖ Temperatura de almacenamiento inadecuada.

III.   ACTIVIDADES

Realizar los cálculos respectivos y preparar las siguientes fórmulas:

1.- Loción de Calamina

Preparar 4 frascos de 50 mL, considerando 1,5% de sobredosificación y 3% de pérdida, de acuerdo a la siguiente fórmula:

Componentes	Cantidad
Calamina	8 g
Óxido de Zinc	8 g
Glicerina	2 ml
Magma de bentonita	25 ml
Agua purificada c.s.p.	100 ml

Modus operandi:

a. Diluir el magma de bentonita en volumen igual de agua.
b. Mezclar la calamina y el óxido de zinc con glicerina y agregar poco a poco el magma de bentonita diluida, homogeneizando hasta obtener una pasta uniforme.
c. Gradualmente, adicionar el restante del magma de bentonita diluida.
d. Completar hasta volumen con agua y agitar.
e. Etiquetar con la indicación de "agítese antes de usar"

2.- Loción Rosada

Preparar 4 frascos de 50 mL, considerando 1,5% de sobredosificación y 3% de pérdida, de acuerdo a la siguiente fórmula:

Componentes	Cantidad
Azufre precipitado	5 g
Resorcina	3 g
Alcohol alcanforado	10 ml
Loción de calamina c.s.p.	100 ml

Modus operandi:

a. En un mortero, triturar el azufre precipitado y adicionar parte de la loción de calamina y mezclar.

b. Solubilizar la resorcina en el alcohol alcanforado y adicionar a la mezcla anterior.

c. Transferir a un recipiente adecuado, completar a volumen con la loción de calamina y homogeneizar.

Etiquetar todos los preparados según corresponda, como medicamento magistral.

IV.   EXPRESIÓN DE RESULTADOS

V.   CONCLUSIONES

VI.   CUESTIONARIO

1. Señalar las indicaciones terapéuticas y modo de uso de las fórmulas elaboradas.

VII.   REFERENCIA BIBLIOGRÁFICA

Práctica N° 05.   Emulsiones.

I.   OBJETIVO

1. Conocer los procedimientos y precauciones para la elaboración de emulsiones.

II.   INTRODUCCIÓN

Una emulsión es un sistema disperso heterogéneo formado por dos fases líquidas inmiscibles entre sí.

Tipos de emulsiones:

- ❖ Aceite en Agua ➜ O/A
- ❖ Agua en Aceite ➜ A/O
- ❖ Agua en Silicona ➜ A/S

Composición de las emulsiones:

- ❖ Fase oleosa.
- ❖ Fase acuosa.
- ❖ Emulgente.

Procedimiento general de elaboración:

1. Pesa y medida.
2. Fusión.
3. Atemperado.
4. Mezclado.
5. Enfriamiento.
6. Envasado.
7. Etiquetado.

Ensayos:

- ❖ Caracteres organolépticos: color, olor, consistencia aparente, extensibilidad aparente, homogeneidad aparente, evanescencia, poder refrescante.
- ❖ Verificación del peso final.
- ❖ Determinar el signo de la emulsión: coloración, dilución y conductividad.

Errores frecuentes en su elaboración:

- ❖ Defectuosa fusión de la fase oleosa
- ❖ Distinta temperatura en ambas fases al mezclarlas
- ❖ Insuficiente agitación en la mezcla.

III.   ACTIVIDADES

Realizar los cálculos respectivos y preparar las siguientes fórmulas:

1.- Emulsión O/W fluida de Mentol al 0,25 % y Alcanfor al 0,25 %

Preparar 4 frascos de 50 g, considerando 1,5% de sobredosificación y 3% de pérdida, de acuerdo a la siguiente fórmula:

Componentes	Cantidad
Mentol	0,25 g
Alcanfor	0,25 g
Alcohol 96°	2,5 g
Cera Lanette SX	2,5 g
Cetiol V	2,5 g
Agua purificada c.s.p.	100 g

Modus operandi:

a. Calentar la Cera Lanette SX en un baño de agua a 70-75° C de temperatura y añadir el Cetiol V a la misma temperatura (fase oleosa).
b. Por otro lado, calentar el agua a la misma temperatura (fase acuosa).
c. Fundida la fase oleosa, sacar ambas del baño y añadir la acuosa sobre la oleosa en pequeñas porciones agitando hasta enfriamiento.
d. Disolver el mentol y el alcanfor en el alcohol (96°) y añadir la solución resultante sobre la emulsión, agitando hasta homogeneidad.

2.- Emulsión O/W fluida de Urea 10% y Extracto de caléndula al 2%

Preparar 4 frascos de 50 g, considerando 1,5% de sobredosificación y 3% de pérdida, de acuerdo a la siguiente fórmula:

Componentes	Cantidad
Urea	10 %
Extracto fluido hidroglicólico de caléndula	2 %
Cera Lanette SX	2,5 %
Cetiol V	2,5 %
Agua purificada c.s.p.	50 g

Modus operandi:

a. Calentar la Cera Lanette SX en un baño de agua a 70-75° C de temperatura y añadir el Cetiol V a la misma temperatura (fase oleosa).
b. Por otro lado, añadir la urea a la fase acuosa y calentar a la misma temperatura (fase acuosa).
c. Fundida la fase oleosa, sacar ambas del baño y añadir la acuosa sobre la oleosa en pequeñas porciones agitando hasta enfriamiento.

d. Agregar el extracto fluido de caléndula sobre la emulsión agitando hasta homogeneidad.

Etiquetar todos los preparados según corresponda, como medicamento magistral.

IV.   EXPRESIÓN DE RESULTADOS

V.   CONCLUSIONES

VI.   CUESTIONARIO

1. Señalar las indicaciones terapéuticas y modo de uso de las fórmulas elaboradas.
2. Mediante figuras (gráficos) señale las diferencias entre los distintos tipos de emulsiones.

VII.   REFERENCIA BIBLIOGRÁFICA

Práctica N° 06.   Jarabes.

I.   OBJETIVO

1. Preparar jarabes simples por el método en caliente y en frío.
2. Preparar jarabes medicamentosos.

II.   INTRODUCCIÓN

Los jarabes son preparaciones acuosas, de sabor dulce y consistencia viscosa. Pueden contener sacarosa a concentraciones superiores al 45% p/p. En un jarabe de sacarosa (jarabe simple), la densidad es 1,313 a 15 -20°C, punto de ebullición es 105°C, y una concentración de 64 a 65% (p/p).

Los jarabes son adecuados para la administración de fármacos hidrosolubles, ideal para uso en pediatría y geriatría por su sabor agradable. No existe presencia de alcohol o lo tiene en cantidades muy pequeñas. Por su viscosidad alta permanece por buen tiempo en las papilas gustativas.

Jarabes No Medicamentosos:

No contienen principio activo, pero sí aromatizantes y correctores del color. También se pueden emplear zumo de frutas. Según ello pueden ser jarabes simples (solo sacarosa) o aromáticos. Se usa como:

- ❖ Vehículo en preparaciones extemporáneas (soluciones o suspensiones).
- ❖ Punto de partida para preparar jarabes medicamentosos.
- ❖ Corrector del sabor.
- ❖ Espesantes en disoluciones orales.
- ❖ Aglutinantes en preparaciones de granulados.

Jarabes Medicamentosos:

Son aquellos jarabes simples o aromáticos que contienen uno o más principios activos y se emplean en terapéutica.

La preparación de jarabes medicamentosos, va a depender del aspecto físico-químico del principio activo que puede ser sólido o líquido. En forma genérica se puede decir lo siguiente:

- ❖ Si el fármaco a formular en el jarabe es sólido, previamente se debe disolver y formar una solución de este agente para finalmente mezclar con el jarabe simple, en las proporciones indicadas.
- ❖ Empero, si el fármaco es un líquido como las tinturas o extractos fluidos se debe mezclar directamente la cantidad pedida del agente medicamentoso con el jarabe.
- ❖ Cuando el jarabe medicamentoso que se va a preparar a partir del jarabe simple elaborado en caliente contiene componentes estables al calor, éstos se incorporan

al jarabe simple caliente. Posteriormente se deja enfriar hasta la temperatura ambiente y se ajusta el volumen con agua.

Componentes de los jarabes:

❖ Azúcar, glucosa. Éstos pueden ser sustituidos total o parcialmente por agentes que no sean azucares como sorbitol, glicerina y propilenglicol, según sea el caso.
❖ Agua
❖ Conservantes
❖ Codisolventes
❖ Saborizantes
❖ Colorantes.

Preparación de Jarabes:

Método en frío.

El jarabe obtenido por este método es incoloro, presenta mayor estabilidad, pero para su preparación necesita más tiempo.

Para pequeñas cantidades, se coloca el azúcar en el vehículo, se agita hasta disolución completa. Luego se pasa por tela o gasa.

Cuando se trata de cantidades mayores se preparan en tanques vidriados o de acero inoxidable y empleándose agitadores mecánicos.

Método en caliente.

Éste método tiene la ventaja de eliminar el CO_2 presente en el agua disminuyendo de esta manera el riesgo de hidrólisis de la sacarosa. Además facilita la disolución del azúcar, pero propicia la formación del azúcar invertido y la caramelización (color amarillo).

La inversión de la sacarosa se produce en mayor o menor medida, produciendo la hidrólisis dando lugar a dos monosacáridos: la dextrosa (glucosa) y la levulosa (fructosa).

Una solución de sacarosa rota la luz polarizada a la derecha, mientras que la solución de sacarosa hidrolizada rota la luz polarizada a la izquierda. ("inversión") que se conoce como inversión de la sacarosa.

El azúcar invertido es 1.23 veces más dulce que la sacarosa. (levulosa, sacarosa, dextrosa = 173, 100, 74).

El azúcar invertido fermenta con mayor facilidad que la sacarosa.

Preparación de jarabe Aromático.

❖ Disolver el azúcar en el zumo respectivo o en el vehículo adecuado.
❖ Llevar a ebullición rápidamente y luego se filtra.
❖ Incorporar el resto de los componentes de acuerdo a sus características.

III. ACTIVIDADES

Realizar los cálculos respectivos y preparar las siguientes fórmulas:

Elaboración de jarabe simple:

Preparar las siguientes fórmulas:

- ❖ Preparar 200 ml de jarabe simple por el método en caliente.
- ❖ Filtrar usando algodón o una capa doble de gasa.
- ❖ Preparar 200 ml de jarabe simple por el método en frio.
- ❖ Filtrar usando algodón o una capa doble de gasa.

Elaboración de jarabe de sulfato de zinc

Elaborar un frasco de 60 mL. Considerar 2,5% de sobredosificación y 2% de pérdida.

Componentes	Cantidad
Zinc elemental (calcular con sulfato de zinc hexahidratado)	20 mg
Agua purificada	20 % v/v
Esencia	1 %
Colorante hidrosoluble	1 %
Conservante (benzoato de sodio)	0.1 %
Jarabe simple c.s.p.	5 ml

Modus operandi:

a. En un vaso de precipitado, se disuelve el sulfato de zinc en una parte del agua.
b. A la solución anterior, se añade una porción de jarabe simple y se homogeneiza.
c. Añadir la esencia, el conservante y el colorante (disolver previamente el conservante y colorante en el resto del agua), y se mezcla hasta homogenizar.
d. Llevar a volumen con jarabe simple y homogeneizar.

Etiquetar todos los preparados según corresponda, como medicamento magistral.

IV. EXPRESIÓN DE RESULTADOS

V. CONCLUSIONES

VI. CUESTIONARIO

1. ¿Cuál es la función que cumple el azúcar en los jarabes?

2. ¿Cuáles son las características de los jarabes aromáticos: de cerezas, naranja y cacao; para que se usan cada uno de ellos?

3. Hacer una relación de los conservantes, saborizantes y colorantes. En caso de los saborizantes, mencionar el sabor y la relación con un compuesto químico que lo confiera.

VII.   <u>REFERENCIA BIBLIOGRÁFICA</u>

3. FORMAS FARMACÉUTICAS SÓLIDAS.

Práctica N° 07.   Polvos medicinales compuestos.

I.   OBJETIVO

1. Conocer las diferentes técnicas y precauciones al momento de elaborar polvos medicinales.

II.   INTRODUCCIÓN

Los Polvos Medicinales son mezclas homogéneas de fármacos y/o de sustancias químicas secas y finamente divididas. Están destinadas al uso interno (polvos orales) o externo (polvos tópicos).

Etimológicamente, la palabra polvo deriva del latín "pulvis, pulieres". Los polvos medicinales vienen a ser las mismas drogas llevadas a un estado muy fino de subdivisión. Los polvos medicinales se dividen en:

❖ POLVOS SIMPLES   : cuando consta de un solo componente.
❖ POLVOS COMPUESTOS : cuando tienen 2 o más componentes.

Los polvos medicamentosos están fundamentalmente indicados en inflamaciones e irritaciones mecánicas poco exudativas, no usándose si hay mucha exudación o supuración. En atención primaria, la mezcla más usada es la de talco y óxido de zinc.

Los polvos también se usan como excipientes, que son refrescantes, desecantes y descongestionantes, e incluso algunos fungicidas, antisépticos o antiseborreicos; los más usados son el talco, óxido de zinc, caolín, entre otros.

Tenemos varios tipos de polvos:

❖ Polvos eflorescentes: contienen agua de hidratación
❖ Polvos higroscópicos: absorben humedad del aire.
❖ Polvos delicuescentes: higroscópicos que al captar suficiente humedad del ambiente tienden a disolverse y formar una solución.
❖ Mezcla farmacéutica eutéctica: tienden a licuarse cuando se prepara a temperatura ambiente.

Los polvos medicinales pueden ser prescritos para:

Uso interno:

❖ Dispensados en cápsulas y/o tabletas.
❖ Dispensados a granel en recipientes de boca ancha cuando el fármaco no es potente.

❖ Dispensados en forma fraccionada en papeles (sobres o sachets, dosis constante).

Uso Externo:

❖ Dispensados a granel, son polvos para espolvorear, se aplican sobre la piel para producir un efecto local.

Uso mucoso (disoluciones):

❖ Son polvos que previamente se disuelven en un líquido para ser utilizados como duchas o lavados vaginales y uretrales.

Clasificación de los polvos por grado de finura

Clasificación del polvo	Abertura d_{50} del tamiz (mm)
Muy grueso	> 1 000
Grueso	355 – 1 000
Moderadamente fino	180 – 355
Fino	125 – 180
Muy fino	90 – 125

(Según la USP 30 – NF 25: 811 Powder Fineness)

Métodos para preparar polvos medicinales

❖ Método del Mortero
❖ Método de la Espátula
❖ Método del Tamizado
❖ Método del Balanceo

Reglas generales para la preparación de polvos medicinales

1. Todos los componentes deben tener el mismo tamaño de partículas, por ello si es necesario cada componente se debe pulverizar por separado, tamizarlos y luego realizar la mezcla final.

2. Al mezclar una droga pulverizada con una cristalina, pulverizar esta última y luego mezclarlos.

3. Al mezclar sustancias o drogas de acción terapéutica potente o drogas narcóticas con otras de acción más débil o inerte, se debe utilizar el método de la mezcla progresiva.

4. Al incorporar líquidos a una mezcla de polvos, tener en cuenta:
   ❖ Pequeñas cantidades: se incorpora poco a poco en una parte de la mezcla y ésta se incorpora a la mezcla final.
   ❖ Cantidades mayores (soluciones, tintura y extractos fluidos): previamente se mezcla con lactosa, azúcar o almidón para luego concentrar al baño maría evaporando a sequedad. Posteriormente se pulveriza y se mezcla poco a poco con

los otros ingredientes de la mezcla.

5. Para incorporar extracto blando a una mezcla de polvos:

   ❖ Si en la fórmula existe absorbente (carbonato de magnesio, almidón, etc.), se mezcla con éstos para luego pulverizarla e incorporarlas a la mezclarlas final.

   ❖ Si en la fórmula no existe absorbente, entonces el extracto blando se mezcla con el doble de su peso de lactosa, almidón o magnesia calcinada para luego incorporar a la mezcla final.

6. Para incorporar un extracto duro o seco, previamente se debe ablandar con gotas de agua caliente y luego incorporar poco a poco a la mezcla total.

7. Para incorporar aceites esenciales o esencias, ya sean con fines terapéuticos o aromatizar, se debe mezclar primero (gota a gota) con azúcar o carbonato de magnesio y recién incorporar a la mezcla final. Éstas mezclas no deben guardarse por mucho tiempo, ya que los aceites esenciales o esencias se resinifican tornando olor y mal sabor al preparado. Se deben guardar en frascos de vidrio con tapa rosca.

8. Cuando los polvos tengan ingredientes de diferente densidad, se debe colocar previamente en el mortero los polvos más livianos y al final los polvos más densos o pesados y agitar o mezclar lentamente.

9. Si existen sustancias coloreadas o colorantes, se debe realizar la mezcla por dilución.

Incompatibilidades o dificultades en la preparación de polvos medicinales

Humedecimiento de los polvos

   ❖ En mezclas EUTÉCTICAS, al emplear por ejemplo fenol, alcanfor o cetona, se debe usar sustancias absorbentes con actividad farmacológica inerte como el fosfato tricálcico, lactosa, almidón, etc., con las que debe mezclar por separado para luego incorporar a la mezcla final.

   ❖ Si algún componente tiene agua de cristalización, éstos al ser pulverizados y en presencia del calor producido por la fricción al realizar la trituración liberan el agua cristalizada que luego llega a humedecer la mezcla final. Por esta razón, se debe mezclar suavemente sin triturar; o en su debido caso usar formas anhidras de las sales; de lo contrario se tritura la sal en una cápsula y se somete al calor haciéndolo anhidra.

   ❖ Se deben evitar los ingredientes higroscópicos (cloruros, bromuros, yoduros alcalinos). Si es imperiosa la presencia de estos componentes, se debe mezclar por separado estos componentes con sustancias absorbentes de la humedad, mezclar en forma suave e incorporar a los otros productos.

Mezclas de polvos que reaccionan entre sí en presencia de humedad

   ❖ Se presentan en polvos efervescentes (bicarbonato de sodio y ácido cítrico o tartárico).

   ❖ Se debe desecar bien por separado cada uno de los componentes.

   ❖ Si es necesario se debe de agregar una sustancia absorbente de la humedad.

Mezclas explosivas

* ❖ Son peligrosas las mezclas de sustancias oxidantes (clorato de potasio, $KClO_3$; permanganato de potasio, $KMnO_4$) y reductoras como azúcar, almidón, taninos, gomas, etc., en la fórmula.
* ❖ Evitar en absoluto triturar juntas estas sustancias.
* ❖ Triturar por separado y luego mezclar con espátula.
* ❖ Si es posible, dispensar por separado.

III. ACTIVIDADES

Realizar los cálculos respectivos y preparar las siguientes fórmulas:

1.- Talco Desodorizante

Preparar 4 pomos de 40 g, considerando 1,5% de sobredosificación y 3% de pérdida, de acuerdo a la siguiente fórmula:

Componentes	Cantidad
Mentol	0,5 %
Ácido Bórico	20 %
Zinc Óxido	20 %
Talco	59,5 %

Modus operandi:

a. Reducir el ácido bórico a polvo fino, adicionar una parte del talco y homogeneizar.
b. Disolver el mentol con unas gotas de alcohol y adicionar a la mezcla anterior. Homogeneizar. Dejar evaporar el alcohol.
c. Incorporar el resto del talco y homogeneizar.

2.- Polvo Antiácido

Preparar 6 dosis de 5 gramos cada uno, en papel mantequilla, de acuerdo a la siguiente fórmula:

Componentes	Cantidad
Bicarbonato de sodio	45,6 %
Ácido cítrico	36,6 %
Sulfato de magnesio desecado	17,6 %
Sacarina sódica	0,2 %

Modus operandi:

a. Por separado, reducir a polvo fino todos los componentes de la fórmula.
b. Realizar una mezcla por dilución entre la sacarina y el bicarbonato de sodio.

c. Continuar con una mezcla directa entre el resto de los componentes de la fórmula.
d. Envasar en cada chartula la dosis elaborada.
e. Tomar una chartula elaborada y disolver su contenido en un vaso con agua. Presenta las características de un antiácido al desprender burbujas. Además el sabor es característico.

3.- Polvo Antimicótico

Preparar 4 frascos de 40 g, considerando 1,5% de sobredosificación y 3% de pérdida, de acuerdo a la siguiente fórmula:

Componentes	Cantidad
Benzocaína	2,5 %
Ácido salicílico	2,5 %
Ácido benzoico	5 %
Alcanfor	3,3 %
Salicilato de metilo	c.s.
Talco	86,7 %

Modus operandi:

a. Reducir a polvo fino y por separado el ácido salicílico, el ácido benzoico y la benzocaína. Luego realizar una mezcla directa entre ellos.
b. Proceder con una mezcla por dilución entre el talco y la mezcla anterior.
c. En un recipiente adecuado tomar el alcanfor y disolver con unas gotas de salicilato de metilo, para posteriormente incorporarlo a la mezcla final del polvo.

Etiquetar todos los preparados según corresponda, como medicamento magistral.

IV.   EXPRESIÓN DE RESULTADOS

V.   CONCLUSIONES

VI.   CUESTIONARIO

1. Esquematice la formación de una chartula
2. Señalar las indicaciones terapéuticas y modo de uso de las fórmulas elaboradas.

VII.   REFERENCIA BIBLIOGRÁFICA

Práctica N° 08.   Polvos medicinales: Dosificación.

I.   OBJETIVO

1. Conocer las técnicas y precauciones al momento de elaborar polvos medicinales a partir de formas farmacéuticas ya elaboradas.

II.   INTRODUCCIÓN

Como es conocido, las formas farmacéuticas existentes están diseñadas bajo un patrón estándar y reflejan una dosificación promedio para una población mayoritaria. Empero, como ya conocemos de antemano que la efectividad terapéutica se dará como debe cuando en el organismo se encuentre el fármaco en el momento adecuado y en las concentraciones adecuadas, para ello es necesario una dosificación de acorde a las características morfológicas de la persona que se deben tener en cuenta, siendo los más importantes la edad y la masa corporal traducido en kilos. Conocedores de esta realidad, especialmente en la población infantil y a falta de formas farmacéuticas con concentraciones adecuadas para niños, lactantes y recién nacidos, urge la necesidad de dosificar los fármacos teniendo en cuenta el peso del niño, la duración del tratamiento y la vía de administración, razón por la cual en necesario que se conozca las técnicas y precauciones a tener en cuenta durante una dosificación.

La misma lógica se traslada cuando se trata de la formulación magistral para dosificar en el campo de la veterinaria.

Una forma farmacéutica en la dosificación de medicamentos es el uso de las cápsulas duras. También chartulas y polvos para suspensión oral.

Cápsulas duras:

Las cápsulas duras son formas farmacéuticas sólidas, en la que el fármaco se encuentra encerrado. La cubierta (cápsula) es soluble y está de gelatina, también pueden ser de almidón u otras sustancias adecuadas.

Capacidad aproximada del volumen según tamaño de cápsula	
Tamaño de cápsula	Mililitros
000	1,36
00	0,95
0	0,67
1	0,48
2	0,37
3	0,27
4	0,20

III.   ACTIVIDADES

Realizar los cálculos respectivos y preparar lo señalado:

Dosificación de amoxicilina de 250mg/5ml

Datos terapéuticos:

> Dosis: 20mg/Kg de peso/Día

> Peso niño: 8 Kg

> Tratamiento: c/8 horas/7 días

20 mg →	1 kg →	1 día	
X →	8 kg →	1 día	X = 160 mg
160 mg →	8 kg →	1 día	
Y →	8 kg →	7 día	Y = 1120 mg

Datos de la amoxicilina:

> Volumen: 60 ml

> Peso del polvo: 15 g (supuesto)

> Dosis: 250 mg/5 ml

5 ml →	250 mg	
60 ml →	M	M = 3000 mg
3000 mg →	15 g	
1120 mg →	N	N = 5,6 g + 5% → 5,88g (Peso final)

160 mg	→ c/8 horas →	53,3 mg (cada toma)

53,3 mg	→	2,5 ml	
1120 mg	→	Z	Z = 52,5 ml + 5% → 55,1 ml (volumen final)

Dosificación de CARBAMAZEPINA 30mg/sobre de polvo

1. Compatibilidad, estabilidad y fecha de vida útil:

    a. Estabilidad y compatibilidad: Aun en forma farmacéutica sólida la Carbamazepina tiene algunos problemas de estabilidad, por lo que sus preparaciones sólidas requieren envases y almacenamiento especiales para obtener la estabilidad máxima. La biodisponibilidad puede reducirse a un tercio si se expone a un exceso de humedad, y que esta disminución es causada por el endurecimiento de las tabletas debido al agua absorbida por las moléculas por la moléculas del fármaco y la formación del dihidrato.

    b. La fecha de vida útil, según la USP, en el capítulo 795, para solidas elaboradas con principios activos provenientes de fármacos manufacturados, es no más del 25% del tiempo restante hasta la fecha de caducidad del producto, o de seis meses, cualquiera que sea se cumpla antes.

    c. Debido a los problemas de estabilidad de éste fármaco, se decide asignar una fecha de vida útil más conservadora, de 30 días, en lugar de la tolerancia usual de 25% del tiempo restante hasta la fecha de caducidad del producto, o de seis meses, que en ambos casos es más corta.

2. La dosis es para niños menores de 6 años.

3. Calcular la dosis y concentración:

    a. Peso del niño: 11,4 kg

    b. Calcular y/o verificar la *Dosis prescrita en mg/kg/día*

4. Calcular las cantidades de los ingredientes (para nueve dosis):

    a. Carbamazepina

    30mg/dosis x 9 dosis = 270 mg de carbamazepina.

    b. Polvo de tableta triturada

    $$\frac{200mg\ Carbamazepina}{280mg\ Polvo\ de\ tableta} = \frac{270mg\ Carbamazepina}{Xmg\ Polvo\ de\ tableta}$$
    $$= 378mg\ de\ polvo\ de\ tableta\ triturada$$

    c. Para hacer que cada paquete de polvo pese 300mg

    300mg/paquete x 9 paquetes = 2700 mg de polvo.

    La cantidad de lactosa necesaria es:

    2700mg – 378mg = 2322mg de lactosa

5. Modus operandi:

   a. Pesar dos tabletas de Carbamazepina de 200mg

   b. Tomar el peso de cada tableta (para el ejemplo, pesa 280mg cada tableta.

   c. Triturar las dos tabletas y pese 378mg de polvo molido que contenga 270mg de principio activo.

   d. Pese 2322mg de lactosa y agregarlos a la Carbamazepina por dilución geométrica.

   e. Pese 300mg de polvo por dosis y coloca cada uno de éstas en una bolsa individual de polietileno.

6. Control de calidad

   a. El preparado es un polvo fino de color blanco.

   b. Las tabletas de Carbamazepina empleadas como fuente de ingrediente activo es de color blanco.

   c. Cada paquete de polvo se pesa y debe contener 300 mg de polvo.

Dosificación de DOXICICLINA 5mg/Kg/dosis

1. Indicaciones:

   a. Administrar una cápsula dos veces al día por 5 días.

2. Compatibilidad, estabilidad y fecha de vida útil:

   a. Estabilidad y compatibilidad: Muy estable en formas farmacéuticas sólidas.

   b. La fecha de vida útil, según la USP, en el capítulo 795, para solidas elaboradas con principios activos provenientes de fármacos manufacturados, es no más del 25% del tiempo restante hasta la fecha de caducidad del producto, o de seis meses, cualquiera que sea se cumpla antes.

3. La dosis es para perros.

4. Calcular la dosis y concentración:

   a. Peso del perro: 6,8 kg

   b. Dosis en mg: $\left(\frac{5mg\ Doxiciclina}{kg/dosis}\right)\left(6.8kg\right) = 34mg\ Doxiciclina/dosis$

5. Calcular las cantidades de los ingredientes:

Cálculo para dos cápsulas adicionales.

a. Doxiciclina

34mg/capsula x 12 capsulas = 408 mg

b. Número necesario de cápsulas de Doxiciclina de 100mg

$$\frac{100mg\ Doxiciclina}{cápsula} = \frac{408mg\ Doxiciclina}{X\ cápsula} = 4,08\ cápsula\ o\ 5\ cápsulas$$

c. Calculando el peso del polvo de la cápsula de Doxiciclina. Peso promedio del contenido por cápsula de 100mg es de 288mg. Entonces:

$$\frac{100mg\ Doxiciclina}{288mg\ polvo\ de\ cápsula} = \frac{408mg\ Doxiciclina}{Xmg\ Polvo\ de\ cápsula}$$
$$= 1175\ mg\ de\ polvo\ de\ cápsula$$

6. Peso del contenido de la cápsula:

1175mg/12 cápsulas = 98mg/cápsula

Según el siguiente cuadro:

Sustancia	Tamaño de la cápsula							
	5	4	3	2	1	0	00	000
	Capacidad de polvo del fármaco en gramos							
Acetaminofeno	0,13	0,18	024	0,31	0,42	0,54	0,75	1,10
Ácido Ascórbico	0,13	0,22	0,31	0,40	0,53	0,70	0,98	1,42
Almidón de maíz	0,13	0,20	0,27	0,34	0,44	0,58	0,80	1,15
Aspirina	0,10	0,15	0,20	0,25	0,33	0,55	0,65	1,10
Carbonato de calcio	0,13	0,26	0,32	0,39	0,52	0,70	0,97	1,43
Bicarbonato de sodio	0,12	0,20	0,28	0,35	0,46	0,60	0,79	1,14
Hidróxido de aluminio	0,18	0,27	0,36	0,47	0,64	0,82	1,14	1,71
Lactato de calcio	0,11	0,16	0,21	0,26	0,33	0,46	0,57	0,80
Lactosa	0,14	0,21	0,28	0,35	0,46	0,60	0,85	1,25
Subnitrato de bismuto	0,12	0,25	0,40	0,55	0,65	0,80	1,20	1,75
Sulfato de quinina	0,07	0,10	0,12	0,20	0,23	0,33	0,40	0,65

Para cápsulas número 1 se necesitan 460 mg de lactosa. Entonces, para 12 cápsulas será:

460mg/capsula x 12 cápsulas = 5520mg de lactosa.

Por lo tanto:

5520 mg de polvo – 1175 mg de polvo de cápsulas de Doxiciclina = 4345 mg de Lactosa

7. Modus operandi:

   a. Vacíe 5 cápsulas, pese 1175 mg y transferir a un mortero.

   b. Cada cápsula pesará 460 mg por lo tanto pesar 4345 mg de lactosa y mezclar con el polvo de cápsula de Doxiciclina y pulverizarlos bien.

   c. Transferir esta mezcla a una placa de ungüentos y llene 12 cápsulas del número 1.

   d. Use la tara de una cápsula vacía y compruebe que el peso de polvo en cada cápsula llena sea 460 mg.

   e. Rotule un recipiente y coloque dentro de éste las cápsulas.

8. Control de calidad

   a. El polvo de la cápsula es de aspecto fino y color blanco.

   b. Las cápsulas de gelatina del número 1 están llenas y sin espacios vacíos.

   c. Cada cápsula se ha pesado individualmente y contiene 460 mg de polvo.

Etiquetar todos los preparados según corresponda, como medicamento magistral.

IV. EXPRESIÓN DE RESULTADOS

V. CONCLUSIONES

VI. CUESTIONARIO

1. ¿Cuál es la importancia de la dosificación?
2. Definir y poner ejemplo de cada fármaco usado en práctica sobre: dosis inicial, dosis de Mantenimiento, dosis máxima, dosis Terapéutica, dosis Tóxica y dosis Letal.

VII. REFERENCIA BIBLIOGRÁFICA

4. FORMAS FARMACÉUTICAS SEMISÓLIDAS.

Práctica N° 09.   Pomadas.

I.   OBJETIVO

1. Conocer los procedimientos y precauciones a tener para la elaboración de pomadas.

II.   INTRODUCCIÓN

Las pomadas son preparaciones de consistencia semisólida, de una sola fase, destinadas a ser aplicados sobre la piel o mucosa. En las pomadas se pueden dispersar sustancias sólidas o líquidas

Tipos y composición

- ❖ Pomadas hidrófobas = principios activos + excipiente hidrófobo
- ❖ Pomadas hidrófilas = principios activos + mezclas de macrogeles
- ❖ Pomadas que emulsionan agua = principios activos + excipiente hidrófobo + emulgente A/O

Métodos de elaboración

- ❖ Fusión (uso de calor)
- ❖ Mezclado mecánico

Control de calidad

- ❖ Caracteres organolépticos: color, olor, brillo, aspecto, consistencia, etc.
- ❖ Control de peso. Calcular el rendimiento de la preparación en %
- ❖ Extensibilidad y control microbiológico si se realizan lotes.

III.   ACTIVIDADES

Realizar los cálculos respectivos y preparar las siguientes fórmulas:

1.- Pomada alcanforada

Preparar por el método de fusión 4 potes de 20 g, considerando 1,5% de sobredosificación y 5% de pérdida, de acuerdo a la siguiente fórmula:

Componentes	Cantidad
Alcanfor racémico	10 g
Cera blanca de abeja	8 g
Vaselina sólida c.s.p.	100 g

Modus operandi:

a. Se funden, en baño de agua (50 - 70 °C) la vaselina sólida y la cera blanca de abeja.

b. Se añade el alcanfor, agitando la mezcla hasta su disolución y enfriamiento.

2.- Ungüento de azufre

Preparar por el método de mezclado mecánico 4 potes de 20 g, considerando 1,5% de sobredosificación y 5% de pérdida, de acuerdo a la siguiente fórmula:

Componentes	Cantidad
Azufre en polvo fino	10 g
Vaselina líquida	10 g
Vaselina sólida	80 g

Modus operandi:

a. Pesar la vaselina sólida sobre un papel de parafinado u otro adecuado para ello. Reservar.
b. Pesar el azufre y colocarlo en el mortero. Si el Azufre presenta algunos grumos deshacerlos con ayuda de la mano el mortero.
c. Pesar la vaselina líquida y adicionar sobre azufre en el mortero. Homogeneizar la mezcla con ayuda de la mano del mortero hasta obtener una pasta homogénea.
d. Añadir, poco a poco con ayuda de una espátula, la vaselina sólida homogeneizando perfectamente la mezcla con la mano del mortero en la medida que se vaya incorporando, hasta obtener una masa uniforme y sin grumos hasta total incorporación de la Vaselina.
e. Dejar reposar unos minutos. Envasar.

Etiquetar todos los preparados según corresponda, como medicamento magistral.

IV.   EXPRESIÓN DE RESULTADOS

V.   CONCLUSIONES

VI.   CUESTIONARIO

1. Señalar las indicaciones terapéuticas y modo de uso de las fórmulas elaboradas.
2. Definir los términos: rubefaciente, emenagogo, emoliente, colagogo y decir cuáles de ellos son aplicables a las pomadas y por qué.

VII.   REFERENCIA BIBLIOGRÁFICA

Práctica N° 10.   Pastas.

I.   OBJETIVO

1. Conocer los procedimientos y precauciones a tener para la elaboración de pastas.

II.   INTRODUCCIÓN

Las pastas son preparados farmacéuticos, de consistencia semisólida, para aplicación cutánea. Se caracterizan por su elevada proporción de sólidos pulverulentos que se encuentran finamente disperso en la base.

Tipos

- ❖ Pastas acuosas = el vehículo es agua.
- ❖ Pastas grasas = el vehículo es graso

Componentes de las pastas

Pastas acuosas:

- ❖ Principio Activo
- ❖ Agente higroscópico
- ❖ Absorbente
- ❖ Conservante
- ❖ Agua purificada

Pastas grasas

- ❖ Principio Activo
- ❖ Excipiente lipófilo
- ❖ Absorbente

Métodos de elaboración

- ❖ Mezclado mecánico

Control de calidad

- ❖ Caracteres organolépticos: color, olor, brillo, aspecto, consistencia, etc.
- ❖ Control de peso. Calcular el rendimiento de la preparación en %
- ❖ Extensibilidad y control microbiológico si se realizan lotes.

III.   ACTIVIDADES

Realizar los cálculos respectivos y preparar las siguientes fórmulas:

1.- Pasta Lassar

Preparar 4 potes de 30 g, considerando 1,5% de sobredosificación y 5% de pérdida, de acuerdo a la siguiente fórmula:

Componentes	Cantidad
Óxido de Zinc	25 g
Almidón	25 g
Vaselina sólida c.s.p.	100 g

Modus operandi:

a. Se funde la vaselina sólida en baño de agua, a 50-55 °C.
b. Se calienta el mortero, llenándolo de agua caliente y secándolo posteriormente.
c. Se pulverizan en el mortero caliente el óxido de zinc y el almidón.
d. Se incorpora muy poco a poco la vaselina sólida fundida sobre la mezcla anterior, trabajando con el pistilo del mortero hasta que se enfríe y se obtenga una pasta homogénea.
e. Envasar en recipiente adecuado.

2.- Pasta al agua

Preparar 4 potes de 30 g, considerando 1,5% de sobredosificación y 5% de pérdida, de acuerdo a la siguiente fórmula:

Componentes	Cantidad
Óxido de zinc	25 g
Talco	25 g
Glicerina	25 g
Agua purificada	25 g

Modus operandi:

a. Se mezclan el agua y el glicerol en un recipiente adecuado.
b. En un mortero, con ayuda del pistilo se pulverizan finamente el talco y el óxido de zinc.
c. Se añaden a la mezcla anterior la primera mezcla de agua y glicerol, agitando hasta conseguir una pasta fina y homogénea.
d. Envasar en recipiente adecuado.

Etiquetar todos los preparados según corresponda, como medicamento magistral.

IV.   EXPRESIÓN DE RESULTADOS

V.   CONCLUSIONES

VI. CUESTIONARIO

1. Señalar las indicaciones terapéuticas y modo de uso de las fórmulas elaboradas.

2. Definir los términos: astringente, desecante, calmante, protectora y señalar cuales se aplican a la Pasta Lassar y a la Pasta al agua.

VII. REFERENCIA BIBLIOGRÁFICA

Práctica N° 11.   Cremas.

I.   OBJETIVO

1. Conocer los procedimientos y precauciones a tener para la elaboración de cremas.

II.   INTRODUCCIÓN

Como es de conocimiento de todos, una emulsión es una mezcla de dos substancias no miscibles donde una de las substancias, la fase dispersada, es dispersada en la otra, la fase continua. De acuerdo a la naturaleza de las fases, que pueden ser oleosas o acuosas, encontramos los signos de la emulsión que pueden ser W/O y O/W, encontrando también un tercer tipo, W/S, donde "S" representa a compuestos siliconados. Si la consistencia de la emulsión es moderada a alta, entonces nos encontramos frente a una crema, de lo contrario son emulsiones fluidas. Para su elaboración se siguen los mismos pasos que en una emulsión fluida.

La elaboración de una emulsión tiene puntos de partida desde aspectos dermatológicos que involucran el tipo de afección que puede ser aguda, crónica o subaguda; y aspectos cosméticos que están relacionados con el tipo de piel que pueden ser secas, normales o grasosas, de allí la importancia del conocimiento de la fisiología de la piel.

III.   ACTIVIDADES

Realizar los cálculos respectivos y preparar las siguientes fórmulas:

1.- Crema base de Beeler

Preparar 50 g, considerando 5% de pérdida, de acuerdo a la siguiente fórmula:

Componentes	Cantidad
Alcohol cetílico	15 g
Cera blanca	1 g
Propilenglicol	10 g
Lauril sulfato sódico	2 g
Agua purificada	72 g

Nota: se puede añadir un conservante, como los parabenos (solución de metilparabeno y propilparabeno en una proporción de 2 a 8 por 100 ml en propilenglicol) a una concentración de 1 – 3%.

Modus operandi:

a. Colocar en un vaso de precipitados el alcohol cetílico y la cera blanca (fase oleosa).
b. Por otro lado, disolver el lauril sulfato sódico y el propilenglicol en el agua destilada (fase acuosa).

c. Calentar ambas fases en un baño de agua a 70-75 °C.

d. Una vez que esté fundida la fase oleosa, sacar ambas fases del baño de agua y añadir la acuosa sobre la oleosa en pequeñas porciones, agitando hasta enfriamiento.

e. Envasar adecuadamente. Corresponde a la categoría de excipientes.

f. Se usa como crema base.

2.- Urea al 15% en crema cetílica

Preparar 4 potes de 30 g, considerando 5% de pérdida, de acuerdo a la siguiente fórmula:

Componentes	Cantidad
Urea	15 g
Alcohol cetílico	15 g
Glicerina	5 g
Lauril sulfato sódico	1.5 g
Agua purificada c.s.p.	100 g

Nota: se puede añadir un conservante, como los parabenos (solución de metilparabeno y propilparabeno en una proporción de 2 a 8 por 100 ml en propilenglicol) a una concentración de 1.5%

Modus operandi:

a. Fundir a baño María el alcohol cetílico a 70 - 75° C.

b. Por otro lado, calentar el agua a la misma temperatura y disolver la urea, la glicerina y el lauril-sulfato sódico.

c. Sacar ambas fases del baño María y añadir la acuosa sobre la oleosa en pequeñas porciones, agitando hasta enfriamiento.

d. Envasar en tarro para crema.

Etiquetar todos los preparados según corresponda, como medicamento magistral.

IV.   EXPRESIÓN DE RESULTADOS

V.   CONCLUSIONES

VI. CUESTIONARIO

1. Indicar los usos de la Crema base de Beeler.

2. Señalar las indicaciones terapéuticas y modo de uso de las fórmulas elaboradas.

VII. REFERENCIA BIBLIOGRÁFICA

Práctica N° 12.   Geles.

I.   OBJETIVO

1. Conocer los procedimientos y precauciones a tener para la elaboración de geles.

II.   INTRODUCCIÓN

Los geles son sistemas semisólidos en el cual el movimiento medio de la fase dispersante es restringido por un inter-enlace de una red tridimensional de las partículas o solventes macromoleculares de la fase dispersa.

Los geles tienen una variedad de aplicaciones en la administración de medicamentos oralmente, tópicamente, intranasalmente, vaginalmente y rectalmente.

Los geles poseen grandes propiedades que facilitan la penetración por ello son muy usados para la formulación y administración de fármacos antiinflamatorios y antieméticos.

III.   ACTIVIDADES

Realizar los cálculos respectivos y preparar las siguientes fórmulas:

1.- Gel de lidocaína (gel fluido para aplicación oral)

Preparar 4 potes de 30 g, considerando 5% de pérdida, de acuerdo a la siguiente fórmula:

Componentes	Cantidad
Lidocaína clorhidrato	2 g
Carboximetilcelulosa sódica	2 g
Metilparabeno (Nipagin)	0,2 g
Agua purificada c.s.p.	100 g

Modus operandi:

a. Calentar a baño María el agua a 80- 100° C y disolver el Nipagín.
b. Dejar enfriar y disolver la lidocaína.
c. Dispersar la Carboximetilcelulosa sódica y dejar reposar en recipiente tapado hasta el día siguiente, realizando agitaciones esporádicas.
d. Envasar en frasco de plástico opaco.

2.- Alcohol gel

Preparar 4 frascos dispensadores de 50 g, considerando 5% de pérdida, de acuerdo a la siguiente fórmula:

Componentes	Cantidad
Alcohol etílico	70 ml
Carbopol 940	0,5 g
Trietanolamina	c.s.
Agua purificada c.s.p.	100 ml

Modus operandi:

a. En un recipiente adecuado, mezclar el alcohol etílico y el agua.
b. Sobre la mezcla anterior, dispersar el Carbopol 940. Agitar vigorosamente.
c. Ajustar el pH entre 6 - 7 con la cantidad de trietanolamina necesaria.
d. Envasar.

Etiquetar todos los preparados según corresponda, como medicamento magistral.

IV.   EXPRESIÓN DE RESULTADOS

V.   CONCLUSIONES

VI.   CUESTIONARIO

1. Señalar las indicaciones terapéuticas y modo de uso de las fórmulas elaboradas.

VII.   REFERENCIA BIBLIOGRÁFICA

5. REFERENCIAS BIBLIOGRÁFICAS

J. A. de O!iveira Batistuzzo, M. Itaya, Y. Eto. Fomulário Médico-Farmaceutico. JOB Editorial. Brasil. 2005.

ANVISA. Formulário Nacional. Farmacopéia Brasileira. 1ª Ediçao. Editora Anvisa. Brasil. 2005

Alía Fernández-Montes, E. Manual de Formulación Magistral Dermatológica. Editor: E. Alía. Madrid (España), 1998.

Hospital Universitario Doce de Octubre. Preparación de medicamentos. Formulación Magistral. Volumen II. Editorial Sucesores de Rivadeneyra, S. A. Madrid. 2010.

Alía Fernández-Montes, E. Formulario magistral dermatológico. Enciclopedia de formulación magistral. Vol. III. Editor: E. Alía. Madrid (España), 2011.

Sánchez-Saldaña, Leonardo A. Dermatología. Formulación magistral Arte y ciencia. Primera edición. Fondo Editorial Comunicacional del Colegio Médico del Perú. 2014.

MINISTERIO DE SANIDAD Y CONSUMO. Formulario Nacional. Primera edición revisada y actualizada. Ediciones Díaz de Santos. Madrid. 2007.